RÉFUTATION

Des Dernières

PROPOSITIONS CONTAGIONNISTES

du Docteur SEUX,

MÉDECIN EN CHEF DES HOPITAUX DE MARSEILLE,

par le Docteur **MARTINENQ**

CHIRURGIEN DE 1re CLASSE DE LA MARINE,
MEMBRE CORRESPONDANT DE L'ACADÉMIE ROYALE DE BELGIQUE
ET DES SOCIÉTÉS MÉDICALES DU PANTHÉON, MÉDICO-CHIRURGICALE,
ET D'ÉMULATION DE PARIS, DE STRASBOURG, DE LA SEINE INFÉRIEURE,
(ROUEN), DE BORDEAUX, DE LA FLANDRE OCCIDENTALE,
DE LA SOCIÉTÉ D'AGRICULTURE ET D'ACCLIMATATION DES ALPES-MARITIMES, etc.
OFFICIER DE LA LÉGION-D'HONNEUR.

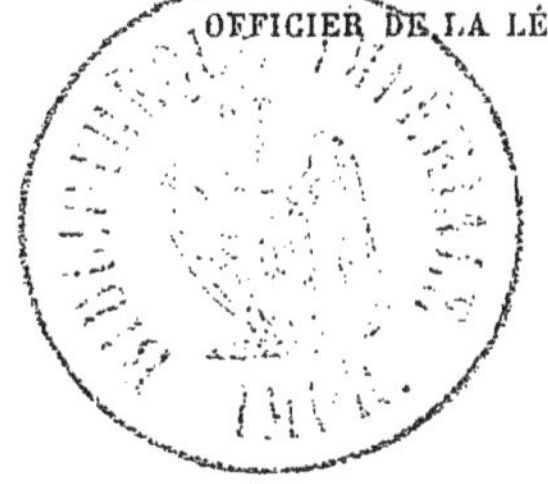

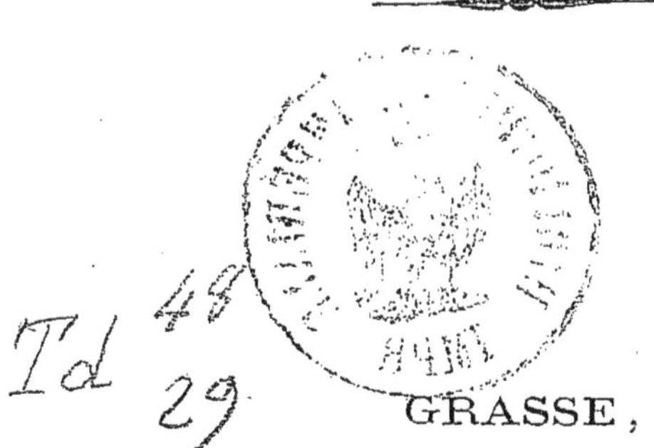

GRASSE,

TYPOGRAPHIE ET LITHOGRAPHIE H. IMBERT, PLACE DES AIRES.

1868.

RÉFUTATION

DES

DERNIÈRES PROPOSITIONS CONTAGIONNISTES

du Docteur SEUX,

MÉDECIN EN CHEF DES HOPITAUX DE MARSEILLE,

par le Docteur MARTINENQ.

Les contagionnistes ne cessant pas de plaider en faveur de leur cause, les anti-contagionnistes ne peuvent donc pas cesser de défendre la leur, tant que leurs juges naturels n'auront pas fixé l'opinion qui doit être adoptée sur le différend qui sépare les deux camps.

Laisser le dernier mot à son antagoniste c'est s'avouer sinon vaincu mais au moins incapabfe de répondre. Heureusement que nous ne sommes pas encore réduits à cette extrémité : car, plus nous avançons dans l'étude du fléau, et plus notre conviction anti-contagionniste augmente, et plus nous acquérons celle de la voir accepter par tous les esprits non prévenus, qui ne se bornent pas à faire ce que M. le docteur Stanki vient de constater à propos de la contagiosité de la fièvre puerpérale (*Abeille, n° 7, 1868*) à savoir :

1° Publier le premier fait pour peu qu'il présente la plus petite apparence de la contagion ;

2° Se taire soigneusement sur les circonstances et faits concomitants, fussent-ils, soit par leur nombre, soit par l'évidence, de la plus grande valeur probative, si ces faits parlent contre la contagion.

3° Raisonner de la manière suivante : un individu étant en relation avec un malade est atteint de la même maladie ; affirmer qu'il a été atteint par la contagion, et puis en conclure que réellement il a eu cette maladie par cette causalité, et que cette maladie est contagieuse, malgré les nombreuses preuves contraires de non contagion que donneraient des milliers d'autres individus, en rapport aussi avec les miasmes contagieux supposés, et non influencés morbidement par eux. C'est commode mais peu scientifique, et encore moins logique selon nous.

Que diraient MM. les contagionnistes si, raisonnant comme eux, leurs adversaires concluaient de même en leur faveur ?

Ils disent : un homme a été atteint, pendant son rapport avec un cholérique, et malgré que cent autres individus n'aient rien éprouvé de ce même rapport, il faut en conclure que le choléra est contagieux.

Eh ! bien, si nous disions, nous : cent hommes ont été cholérisés par leur rapport avec des cholériques, un seul homme n'en a pas été morbidement influencé, donc le choléra n'est pas contagieux. Ils souriraient sans doute et nous renverraient sur les bancs refaire notre cours de logique : eh bien ! il nous semble que si telle serait leur réponse dans ce cas, ils feraient bien de garder le conseil et le renvoi pour eux-mêmes dans celui où nous nous trouvons.

1re PROPOSITION.— « *Dans l'état de la question il pourrait y avoir avantage à remplacer le mot contagion par celui de transmission.* »

Proposition inutile, illusoire, insignifiante, ne prouvant que le malaise des contagionnistes, attendu que la *transmission* ne peut être que le résultat de l'un des modes de la contagion, ou par la peau ou par les poumons. Concession qui suppose l'ébranlement de la foi contagionniste, et qui remplace une idée et un mot clairs, par une autre idée et par un autre mot qui n'ont pas de valeur en dehors de la contagion ou de l'infection.

Le choléra est contagieux et infectieux, ou il ne l'est pas? S'il l'est, il est transmissible ! S'il n'est pas contagieux ou infectieux, il ne l'est pas. Ceci ressemble à 2 et 2 font 4. Pour éluder ce dilemne, faire bon marché de la contagion et de l'infection, et se contenter de la *transmission*, c'est imiter les singes qui pour éviter un danger se mettent les deux poings sur les yeux.

Ainsi donc, va pour ce changement. Dorénavant il ne sera plus question de contagionnistes, mais seulement de *transmissionnistes*, ce qui éclaircira la question à la manière des contagionnistes.

2me PROPOSITION. — « *Le choléra indien est une maladie nouvelle pour l'Europe.* »

Quelle portée peut avoir une proposition pareille ?

Cela prépare-t-il à l'idée qu'il a été importé ?

Mais alors il faut expliquer mieux qu'on ne l'a fait, pourquoi il n'a pas été importé plus tôt, puisque le choléra indien est aussi vieux que l'Inde, et que ce n'est pas seulement depuis 1817 que *les lettres* en arrivent ; que l'Inde est fréquentée par les européens ; que les indiens fréquentent l'Europe, et que les bâtiments, qu'on a supposé en ces temps-ci avoir importé le choléra, malgré une longue traversée comme celle de l'Inde en Amérique par exemple, sont arrivés jadis de l'Inde dans d'autres pays sans les infecter. Evidemment pour tout observateur désintéressé, ou qui ne porte intérêt qu'à la vérité et à la science, si, malgré ces antécédents, le choléra a pu pendant l'époque actuelle régner en Europe, c'est qu'il existe dans l'Europe de ce temps-ci, des raisons d'acclimatation du fléau, qui n'existaient pas avant ; car, quand on a osé dire que ce fléau a pu être apporté par des *lettres*, on doit être au moins étonné que les lettres d'autrefois aient été impuissantes à en faire autant.

3me PROPOSITION.—« *Depuis la première apparition parmi nous, cette maladie laisse des traces ineffaçables de son passage, en imprimant un cachet particulier soit aux affections diarhéïques soit aux maladies en général.*» Phraséologie creuse ! Ce qui revient à dire : que lorsque les *causes* de cette maladie ont existé en Europe, les affections diarrhéïques et les maladies en général ont présenté une modification symptomatique particulière, due à l'addition de la cause particulière de cette affection nouvelle , aux causes des autres maladies en général.

« *Gardons-nous de la métaphore* » a dit M. MARCHAL DE CALVY, et en effet, au moyen de ces phrases métaphoriques du docteur SEUX, ne vous semble-t-il pas que le choléra s'est promené et se promène encore depuis 50 ans en Europe, tenant en main un cachet qu'il imprime, non pas sur chaque maladie , car les faits sont là pour prouver qu'il en oublie beaucoup plus qu'il n'en timbre, mais au moins sur une certaine quantité ?

Eh ! ces causes ou cette maladie, que deviennent-elles après la cessation présumée du fléau ? et d'où sortent-elles lorsque sans épidémie, des cas cholériques se manifestent par-ci et par-là.

Elles *sommeillent*, nous répondent, sans rire, nos adversaires, « ou bien, comme M. STANKI vient de le relever plaisamment à propos du rapport de la commission des maladies régnantes, à la société médicale des hôpitaux de Paris (voir l'*Abeille du 10 juin* 1867 n° 23 « *c'est qu'il y a des choléras stériles et d'autres féconds, et que la qualité contagieuse a momentanément déchu !*

Et mille autres métaphores illusionnantes semblables, au moyen desquelles on ne fait cependant que tourner autour de la circonférence du cercle vicieux, au milieu duquel sont enfermées les vérités organiciennes dont on ne se doutait pas naguère, qu'on a commencé à entrevoir depuis *Bichat*, et auxquelles l'école *Robin* initiera inévitablement la génération nouvelle en faisant quitter la ligne courbe métaphorique qui ramène toujours au point du départ et en faisant prendre la ligne droite ou le rayon qui est le plus court chemin pour arriver au centre de ce cercle vicieux, que l'on décrit depuis plusieurs milliers d'années, avec une persévérance et une constance admirables mais infécondes.

4me PROPOSITION. — « *L'importation par les hommes et par les choses, peut seule expliquer l'apparition du choléra indien en Europe.*

Et le milieu dans lequel nous vivons ! dans lequel nous pouvons seulement vivre ! qui nous fait sain ou malade, est donc décidément mis de côté pour le choléra seulement?

Si les contagionnistes, pardon, les *transmissionnistes*, peuvent donner quelques preuves apparentes de la vérité de cette proposition, il nous semble que leurs adversaires pourraient en donner bien plus de la vérité de l'opinion contraire, lorsqu'ils disent : « l'apparition du choléra en Europe est due à une *constitution médicale particulière générale*, qui n'avait jamais existé dans le milieu externe ; milieu que nous savons apte à subir des modifications infinies, ainsi que l'histoire de la Géologie nous l'apprend, et qu'Hippocrate nous commande de croire : les faits les plus probants ne se multiplient-ils pas partout depuis 50 ans ? Tous les végétaux, tous les animaux l'ont ressentie ! Choléra des poules, épidémie des vers-à-soie, maladie des loups et des renards en Bohême, épizootie comme jamais on n'en a observés etc., etc.

Voyez ce qui se passe incessamment autour de nous :

AVENIR NATIONAL, *4 juin 1867.*

« *Le choléra a paru pour la première fois dans le bassin* « *de la Plata à Buenos Ayres* » sans bâtiments égyptiens ni pèlerins de la Mecque.

« *L'épidémie s'est étendue rapidement.*»

« *On attribue l'invasion à l'inondation des terrains, et à la corruption des eaux par les cadavres en décomposition, des batailles qui s'y sont livrées depuis quelques années.*»

A la bonne heure ! Que diront les Marseillais de cela ? En temps ordinaire, il y aurait eu des typhus, des fièvres pernicieuses, etc. Aujourd'hui on y a eu le choléra.

GAZETTE DU MIDI *du 6 juin 1867.*

« Un télégramme de Buenos-Ayres à Montévidéo, en date « du 28 avril, porte : « *l'armée alliée a été obligée, à cause* « *du choléra, de changer son campement de Curuzu et de* « *Tuguty. 2,700 brésiliens sont morts à Curuzu en 4* « *jours........ Les nouvelles font le plus lamentable ta-* « *bleau du camp brésilien et de la ville de Corientés. Il n'y* « *a rien qui doive surprendre, ajoute-t-on, car le Haut Pa-* « *rana est devenu un épouvantable foyer d'infection. Sur* « *un étroit espace marécageux on a abandonné sans sépul-* « *ture ou imparfaitement ensevelis 30,000 brésiliens ou ar-* « *gentins, et 10,000 cadavres ont été jetés au fleuve ; à cette* « *cause d'infection, il faut ajouter les débris et détritus de* « *150,000 animaux qui ont servi à la nourriture des trou-* « *pes ou qui sont morts de maladies contagieuses. etc.*

Ainsi donc le choléra s'est développé dans ces lieux parce qu'on y a fait naître les mêmes conditions de son existence que le Gange présente. Dans tout autre temps, ces causes d'infection auraient produit, au Brésil, des typhus, des fièvres typhoïdes, des dyssenteries, etc. etc. Aujourd'hui *qu'il existe une constitution particulière à l'époque actuelle*, c'est la forme cholérique qui, là, comme ailleurs, prédomine. Tout indique cette constitution médicale; et, chose remarquable! il n'y a que ceux à qui l'on doit la connaissance de l'existence et des changements des constitutions médicales du milieu externe, selon les temps et les lieux, qui se refusent à l'admettre pour le choléra! maladie pourtant qui en a plus besoin que tout autre pour être comprise!.... Ceci me rappelle une conversation que j'ai eue ce matin avec un de mes fermiers. Il travaillait aux guérêts, et il venait d'abattre des féverolles. Il me fit observer que cette année encore cette récolte était réduite à rien. « *Voyez*, me dit-il, *il semble qu'on ait charbonisé les tiges et les fruits; il n'y aura pas grand'chose, et le peu qu'il y aura ne vaut rien. Qu'y faire! Toutes les plantes sont malades depuis longtemps, toutes nos récoltes manquent, qu'y faire? Il y a quelque chose dans l'air*, je lui dis : ce n'est pas ce que pensent les savants de Paris! il me me répondit : *si ces messieurs n'avaient pour vivre que nos récoltes, peut-être qu'ils parleraient autrement.*

Je ne pus m'empêcher de penser comme lui, et de regretter que mon fermier ne fut pas académicien ou journaliste, pour avoir un appui de plus de mon opinion; et en effet, olives, fruits, légumes, tout avorte, tout est chétif et mauvais depuis que le choléra existe en Europe; et le citadin, auquel on apporte toujours ce qu'il y a de meilleur ne s'en doute pas. Le citadin, non médecin, est pardonnable, mais le médecin qui, remarque qu'à presque toutes les maladies qu'il avait l'habitude d'observer est venu se surajouter une maladie nouvelle qui modifie même les symptômes ordinaires des autres, l'est beaucoup moins, selon nous, et M. *Seux* est dans ce cas, d'après son propre aveu.

Dans ce moment-ci, d'après les différents journaux que je lis, le choléra existe peu ou *prou* partout en Europe, en Asie, en Afrique, en Amérique, un cas de choléra asiatique a été observé, selon le *médical record*. au 1er juin à Sainte-Catherine du Canada, sans pélerins égyptiens, d'où vient-il donc ?(1)

Rome 9 juin 1867 (*Avenir* du 8 juin)

« Il s'est présenté à Rome quelques cas de choléra pernicieux. *Du reste*, ajoute plaisamment le journal de Rome, *l'état sanitaire est excellent.* »

Avenir National du 13 juin 1867.

« Italie : *Le journal officiel de Rome déclare que dix cas de choléra sporadiques ont été signalés dans la dernière quinzaine, tous les médecins affirment qu'aucun cas de choléra asiatique ne s'est manifesté.*

« *La santé générale est satisfaisante.* »

Toujours le même procédé : Marseille veut prouver que son air est sain, et incapable de produire le choléra sans l'influence de la cause générale, *les choléras ne sont que des choléras sporadiques* : mais s'agit-il de quarantaines et de la contagion, oh ! alors *ces choléras sont vite transformés en asiatiques, en transportés !*

Rome va canoniser Ste-Marie Alacoque, que le siècle passé avait eu l'impertinence de dénigrer ; on y réunit ensuite tous les évêques pour aviser à ce qu'il reste à faire pour mieux célébrer la fête centenaire de St-Pierre. On compte qu'il y aura foule et émission de beaucoup d'argent, *aussi les choléras sont purement sporadiques et la santé générale est au miux. È sempre bene.*

A Paris il ne fallait pas que le choléra parut, par rapport à l'exposition ! *aussi* n'en parla-t-on pas ou peu.

Décidément mon fermier avait raison, « *Il y a quelque chose dans l'air* » puisque l'union médicale avoue elle-

(1) Ceci a été écrit en 1867 et aujourd'hui 14 février 1868, le mouvement médical du 9 février nous apprend que le choléra continue ses ravages en Sicile, en Calabre et même dans les provinces romaines, qu'il existe toujours au Brésil, à la Plata, à la Véra-Crux, à Porto-Rico, à Cuba, etc.

même « qu'en ce moment-ci « *le choléra est dans l'air* » (nº 88, 23 juillet 1867, page 130 ligne 7me du feuilleton).

Eh ! oui ! respectable mais trop persistant et spirituel organe d'une tradition légendaire, qui remonte aux temps fabuleux où l'ignorance absolue de la raison mathématique des effets observés, faisait placer, en toutes choses et pour tout effet, autant d'ontologies particulières agissantes, sous le nom de demi-dieux ou de dieux, — dont nous avons fini par rire un peu plus tard, — afin de tenir compte de cette raison mathématique ignorée; parce que l'homme a toujours voulu et voudra toujours expliquer ce qu'il observe; et, c'est cette tendance et ce besoin seuls qui lui méritent le titre d'intelligent.

Eh ! oui ! le *quid divinum ou diabolicum* selon la croyance de chacun, auquel est dû l'effet dit choléra, est *dans l'air* depuis longtemps ; et votre amour de la tradition et de l'antiquité aurait dû vous y faire penser avant tout autre : car, enfin, le divin vieillard nous a mis tous sur cette voie par un de ses chefs-d'œuvres. Ses *constitutions médicales* datent d'assez longtemps pour qu'il soit étonnant que ses adeptes fervents n'y aient pas pensé plutôt. La Géologie aussi les démontre clairement. Mais cette science est trop nouvelle pour être digne de l'attention des amants exclusifs de l'antiquité, lesquels comme Jacotot qui a dit : « *que tout est dans tout* » voudraient nous persuader que toute vérité médicale est dans l'ensemble vermoulu de cette tradition, basée, cependant, sur l'ignorance de toute vraie science, et de toute vraie cause des choses, et qu'elle peut suffire à tout. C'est imposant en effet de dire : « messieurs, ce que nous vous enseignons n'est pas d'aujourd'hui. Il y a 3000 ans et plus qu'on pensait ainsi ; et il y aurait vraiment de la vanité et de l'impertinence à douter de ce qui a été cru et révéré pendant tant de siècles. Aussi toutes les rêveries présomptueuses modernes quoique basées sur de vraies sciences ignorées de la respectable antiquité, ne prévaudront pas contre la vénérable tradition que des génies hors ligne ont su faire ressortir des apparences et des illusions des temps primitifs. Admettons donc le dogme des constitutions médicales en général et celui de la constitution médicale cholérique des temps présents, non pas parce que des novateurs y ont pensé, mais, seulement, parce que le père de la médecine a dit : qu'il pouvait se faire que tout cela arrivât. » Mais, nous le répétons, un journal traditionnel aurait dû penser et parler ainsi plutôt, afin de ne pas paraître avoir été influencé par les novateurs modernes.

5me PROPOSISION. — « *Cette apparition n'a pas pu être* « *attribuée aux influences météorologiques ou à l'insalu-* « *brité des villes. Circonstances qui ont joué tout au plus le* « *rôle des causes adjuvantes.*

C'est fort heureux qu'on veuille bien accorder le rôle de causes adjuvantes aux influences météorologiques et à l'insalubrité des villes. Mais enfin c'est toujours cela d'obtenu. Ce parti pris, pour ne pas dire cet aveuglement anti-scientifique et surtout anti-hippocratique, de refuser au milieu externe le pouvoir de rendre malade cholériquement est incroyable, lorsque, pour tout autre maladie, on ne manque pas d'invoquer cette raison générale pour peu que les autres causes particulières ou locales fassent défaut, ou, ne soient pas bien claires : surtout après avoir, comme M. *Seux* lui-même, reconnu formellement que « *depuis 20 ou 30 ans la constitution médicale des hôpitaux de Marseille y a été modifiée, et que la physionomie des malades n'y est plus ce qu'elle y était, en dehors même d'une invasion de l'épidémie indienne !»*

« *Le choléra nostras en a bien souvent pris la forme !»*
Une diarrhée négligée est souvent devenue cholérique » dit-il !

Eh bien ? que faudrait-il de plus à M. *Seux* pour admettre une constitution atmosphérique médicale cholérique? Il faudrait ne pas s'apercevoir que cette admission plaiderait peu pour les quarantaines qu'on veut à tous prix à Marseille ; aussi, après avoir fait preuve de bon observateur, en renie-t-il les conséquences, en expliquant les effets insolites observés par lui depuis 30 ans, par la banale explication suivante.

« *Les invasion multipliées ont pu déposer çà et là des germes qui, dans des circonstances que la médecine est encore impuissante à prévoir, pourraient amener des cas de choléra asiatique, et déterminer une épidémie locale. N'y aurait-il pas moyen de se prémunir contre un tel péril?* » Empêcher les invasions et le dépôt de germes qui s'en suivent *çà et là !* C'est-à-dire établir les quarantaines ! on ne connaît pas d'autres moyens à Marseille? *Cà et là !* comme c'est clair et scientifique ! et surtout plus satisfaisant que l'application de nos connaissances hipocratiques et géologiques sur les constitutions médicales, au choléra aussi bien qu'à tout autre maladie. !

Nous n'attribuons, nous aussi, aux influences météorogiques ordinaires et à l'insalubrité des villes que le rôle des causes adjuvantes, parce qu'elles ont existé de tout temps, et que de tout temps, le choléra n'a pas été observé ; mais, à une manifestation morbide extraordinaire, permanente surtout, il faut une cause extraordinaire permanente, et cette dernière ne peut être qu'une modification non commune et pas ordinaire de l'un des deux milieux entre lesquels notre matière organique se trouve placée, et dans lesquels nous puisons la vie ou la mort selon leur manière d'être.

Cette façon de penser me semble pour le moins autant basée scientifiquement, et quelque peu plus même que l'autre, en raison même des enseignements que nous donnent toutes les parties qui forment ce qu'on appelle la science médicale. Elle admet ce que l'autre admet, et de plus elle reconnaît ce que l'autre ne saurait ne pas admettre sans décliner le titre de scientifique.

6e PROPOSITION.— « *Des faits nombreux et authentiques prouvent de la manière la plus évidente, la transmissibilité et l'importabilité de cette maladie.* »

Ici je n'ai besoin de répondre que par la même proposition renversée ; en défiant tout contagionniste de prouver qu'elle n'est pas autant et plus basée sur des faits aussi nombreux, et aussi authentiques que la sienne.

Ainsi donc, dirons-nous aussi « des faits beaucoup, beaucoup plus nombreux et aussi authentiques que ceux invoqués par les *transmissionnistes* prouvent d'une manière surabondamment évidente, la non-transmission et la non-importation absolue, fatale et inévitable du choléra. »

7me PROPOSITION. — « *Les faits négatifs produits contre l'opinion contagionniste n'ont qu'une valeur relative, rendue complètement nulle par les faits positifs.* »

Ici encore, même manière de répondre d'une façon irréfutable et convaincante, en sens contraire, pour peu qu'on ait de la logique et que l'on croie à la puissance du nombre. Ainsi donc les faits négatifs produits contre l'opinion anti-contagionniste, qui sont à ceux qu'on peut leur opposer, et qu'on peut comprendre autrement, comme 1 est à un million, au moins, peut-être, *n'ont même aucune valeur relative rendue complètement nulle par les faits positifs innombrables qu'on peut leur opposer.*

Si un fait positif, ou paraissant tel, en faveur de la contagion ou de l'importation, détruit la valeur d'un milllion de faits négatifs contraires, un million de faits positifs, impossibles de dénier en faveur de la non-contagion, doivent pouvoir faire perdre toute valeur aussi à un fait de contagion apparente, et pouvant être compris et expliqué autrement que par la contagion.

8me PROPOSITION.— « *Le choléra indien ne s'est montré que dans les lieux où il avait été importé.* »

Même manière de répondre :

« Le choléra indien s'est montré dans des lieux nombreux où il n'avait pas été importé. Qui osera dire le contraire aujourd'hui ? La lecture des études faites partout, le prouve aussi positivement que la proposition contagionniste invoquée. Voyez du reste ce qui se passe maintenant dans le Brésil par exemple, ainsi que nous l'avons déjà dit en commentant la proposition 4me, et plus tard, (1867) en Italie, et en Sicile surtout où le choléra a commencé dans les campagnes et non dans les ports ouverts à la transmission ; et où 40,000 réfugiés n'ont pas pu pas l'importer à Palerme ! il s'y est montré plus tard comme *partout* ailleurs dans cette île, mais après un temps suffisant pour ne pas devoir en accuser la transmission.

9me PROPOSITION. — « *L'invasion cholérique de 1865 a présenté une marche telle à Marseille, qu'il est impossible, après un examen sévère des faits de ne pas l'imputer à l'importation.* »

L'invasion cholérique de 1865 à Marseille a présenté une marche telle qu'il est impossible, *après un examen sévère des faits* de ne pas en décharger l'importation, et de ne pas reconnaître qu'elle y a eu lieu, en dehors de l'importation, à son temps, à la manière de tout autre épidémie. »

Signés : *Didiot, Guès, Casalas, Pietra Santa, Stanki etc.* et bon nombre d'autres médecins, d'une aussi grande valeur, aussi honorables, aussi savants, et aussi croyables que M. *Seux*.

A qui croire ?...

10me PROPOSITION. — « *C'est cette évidence qui explique en grande partie, les nombreuses conversions opérées en faveur de la contagion.* »

C'est la peur pour les populations, l'ignorance absolue de

la vraie cause du choléra pour tout le monde, l'observation superficielle des faits, et l'oubli des enseignements hygiéniques, géologiques et hippocratiques pour les médecins, ainsi que des coïncidences incomprises avec ces dispositions morales, qui expliquent les *palinodies* regrettables observées, et les nombreuses conversions à la contagion, lesquelles seront aussi solides que la façon de penser contraire auxquelles elles ont succédé, parce qu'elles ne sont pas mieux basées les unes que les autres.

11me PROPOSITION. — « *Les faits produits pour prouver que le choléra existait en 1865 à Marseille avant l'arrivée des bateaux à vapeur d'Alexandrie, ne pouvaient être acceptés par la science, d'autant plus que la plupart de ces faits étaient complétement inexacts.* »

Les faits produits, pour prouver que le choléra existait en 1865 à Marseille avant les bateaux d'Alexandrie, ne pouvaient pas être acceptés par ceux qu'ils contrariaient, malgré que ces faits soient complètement exacts. (Signés : *Didiot, Bonnet de Bordeaux, Cazalas, Pietra Santa, Guès, ect.*, et autres médecins de Marseille même, aussi bons observateurs que M. *Seux*.

Ces faits ont aussi bien existé ; et étaient aussi bien cholériques que les deux que l'on a observé à Marseille, au moment ou les journaux de la localité disaient que l'état sanitaire était plus excellent que jamais,—en avril 1867,—faits dont j'ai eu connaissance, que je relaterai à la proposition suivante ; qui n'ont eu besoin d'aucun bateau égyptien pour se développer ; et qui, si une nouvelle épidémie se déclarait à Marseille seraient niés probablement comme ceux de 1865. J'y joindrai un cas qui a été observé à Toulon sans que l'importation puisse intervenir aussi.

Ces cas se sont montrés en mars et en avril, eh, bien ? en suivant, comme je le fais, la marche et les manifestations du fléau, on verra qu'en cette année 1867, c'est en mars et avril, et *simultanément*, que divers choléras se sont montrés à Paris, en Angleterre etc. et ailleurs. Ce qui, ou je m'abuse étrangement, montre clairement une influence morbide générale, permanente, existant dans le milieu externe, acquérant dans telle ou telle saison un degré plus fort de manifestation que dans d'autres.

On a pris des précautions à Marseille en août 1867 pour empêcher l'invasion d'une 10me épidémie, en apprenant que le choléra était à peu près partout, *en Algérie, en Tunisie, en Sicile, en Italie, en Suisse, en France* même dans le département d'Ile-et-Vilaine (voir le *Mouvement médical* du 11 août 1867, n° 32) etc. *et c'est bien fait !* les précautions hygiéniques étant toujours les bien venues, et les meilleures preuves d'une bonne et réelle civilisation; or, si le choléra n'a pas régné épidémiquement à Marseille en 1867, si cette ville n'a présenté que quelques cas sporadiques qui puissent permettre de continuer à dire : que la santé y a été excellente; si elle n'a présenté que des cas sporadiques qu'elle a eus, qu'elle a, et qu'elle aura, on ne manquera certainement pas de l'attribuer à ces précautions. Eh bien ! l'on aura tort.

Si Marseille n'a pas eu le choléra épidémique en 1867, c'est qu'elle l'a eu en 1865 et 1866 : c'est que les prédisposés au degré voulu sont morts ou guéris; que la ville a été ainsi épurée des prédisposés à l'épidémie : et lorsque ces prédispositions se seront reformées en nombre et au degré voulu, pour que la forme épidémique se manifeste (ce qui ne manquera pas d'avoir lieu si l'on ne fait pas davantage qu'il n'a été fait pour empêcher ce résultat), elle se manifestera de nouveau, malgré les quarantaines et tout autre moyen secondaire, comme partout ailleurs où l'hygiène est aussi peu écoutée; et ces récidives auront lieu tant que la constitution médicale atmosphérique et cholérique persistera.

A propos de la Sicile, il me semble que l'année passée

cette île était donnée comme une preuve irrécusable de l'efficacité des quarantaines et de l'isolement! Parce que ayant adopté ce seul moyen prétendu de préservation elle en fut exempte. Eh bien! cette année-ci, le choléra, pour prouver qu'on ne savait ce qu'on disait, l'a eu d'une manière épouvantable, au point de faire disparaître même les prêtres! et par où a-t-elle commencé?..... Par les campagnes!... par l'intérieur de l'île! afin d'enlever tout moyen de consolation aux *transmissionnistes!*

Son temps était venu! c'est-à-dire la quantité des prédisposés au degré voulu pour que la constitution cholérique de l'air put agir épidémiquement s'était formée.

L'hygiène absolue, (*il y a trente ans que je le dis*), voilà la meilleure et la plus sûre des quarantaines; le plus certain, le plus infaillible et le seul moyen vraiment prophylactique. Quand finira-t-on donc par le comprendre?

Que dira de tout cela la Commission internationale? « *Que les germes déposés en Europe par les pélerins des années antérieures dormaient, sommeillaient, qu'ils étaient d'abord stériles et qu'ils sont devenus féconds en 1867.* » Si telle est sa réponse il n'est pas possible de ne pas nous écrier en chœur : *benè, benè respondere!..*

12me PROPOSITION. — « *En 1865, avant l'arrivée des bateaux à vapeur égyptiens, l'état sanitaire de Marseille était meilleur, au point de vue des affections cholériques, que durant d'autres années pendant lesquelles il n'y eut pas d'épidémie de choléra.* »

A ce qu'il paraît, l'état sanitaire de Marseille en 1865, sous le rapport des affections cholériques, était tout aussi bon qu'en cette année 1867 et avant 1865, car j'ai eu connaissance de deux faits de choléra qui viennent d'y être observés en mars at avril 1867, et au moment où les journaux de la localité s'extasiaient sur la bonté de l'état sanitaire de la ville. Ces deux faits qui pourraient être augmentés de beaucoup d'autres, (voir *l'Union*, n° 64, 1867 qui dans la *revue étrangère* dit : partout il est question du choléra). Si un parti de ne pas parler du choléra n'était pas pris en France par ennui, impuissance et froissement d'amour-propre de se montrer si ignorant et si impuissant.

Ces deux faits, donc, je vais les rapporter, j'y joindrai un cas observé à Toulon, sans bateaux égyptiens.

Le 22 mars 1867, au soir, un Italien habitant Marseille, entre à l'hôpital de la Conception comme atteint de pneumonie ; on le traite par l'émétique. Vers minuit le choléra se déclara et il mourut dans la matinée. L'autopsie dévoila une splénisation du poumon droit.

A toute autre époque ce malade serait mort, peut-être, de la pneumonie, mais il n'aurait pas présenté des symptômes cholériques.

Le second cas est fourni par un homme de trente ans, d'une constitution athlétique, *arrivé à Marseille d'Avignon depuis dix jours*, charron, et non malade. *Sept jours après son arrivée à Marseille* il est pris de diarrhée, et trois jours après il entre à l'hôpital (15 avril), où le choléra se déclare, ainsi caractérisé ; crampes d'estomac et des jambes, vomissements et *selles cholériques*, refroidissement des extrémités, face grippée, suppression des urines, sueurs poisseuses. — Il guérit.

Peu de temps après un cas non équivoque de choléra se manifeste à Toulon.

En pareille occurrence quelle est de ces trois villes, *Avignon*, *Marseille* ou *Toulon* celle qu'il aurait fallu mettre en quarantaine ? Il me semble que ce serait plutôt Marseille qu'Avignon !

S'agit-il de prouver que l'air de Marseille est aussi bon que jamais ?... Les cas de choléra qui se présentent ne sont que des *choléras nostras* ;

Faut-il au contraire venir à l'appui des quarantaines ? Oh ! alors c'est différent, ce sont des cas indiens produits par l'importation, et si l'importation ne peut pas être directement et sans réplique prouvée, il est le résultat des germes déposés *cà* et *là* par les importations antérieures. Eh bien, tout cela ne peut pas être considéré, *ça* et *là* comme sérieux et suffisamment scientifique. Ce qui est sérieux et scientifique c'est l'existence du choléra dans beaucoup de localités sans importation possible à démontrer; c'est une constitution médicale différente des siècles antérieurs ; ce sont les effets fâcheux de l'oubli des règles de l'hygiène ; c'est la puissance modificatrice considérable du milieu externe ; c'est la mauvaise qualité de l'air des grandes villes, et c'est la nécessité d'une cause générale spéciale universelle, pour rendre raison d'effets morbides généraux et spéciaux et universels ; c'est que le choléra a existé et existe encore partout *çà* et *là* dans les grandes villes surtout, sans qu'on puisse suivre la filiation des prétendues importations, ou transmissions ou contagions.

13me PROPOSISION. — « *Les quarantaines établies autour des ports de mer peuvent seules fermer au choléra indien, les portes qui peuvent plus particulièrement lui donner accès.* »

Les quarantaines feront à Marseille ce qu'elles ont fait ailleurs, relativement au choléra, c'est-à-dire qu'elles n'empêcheront pas le développement de la maladie, lorsque son temps sera venu dans les lieux nombreux d'infection qui existent sur tous les points de la terre, tant que la constitution médicale cholérique actuelle existera.

Cependant, nous l'avons dit, l'hygiène et la physiologie pathologique portent à employer cet excellent moyen, non pas seulement contre le choléra et les autres maladies épidémiques, mais contre toute maladie existant à bord ; toutes, (d'après Robin, et j'ose dire, moi, qui l'avais deviné logiquement) pouvant être, sinon contagieuses, mais bien certainement infectieuses, ou, la logique n'est qu'une illusion.

Après la publication, par la *Réforme* de mon article intitulé : *Trait d'union scientifique entre les opinions contraires contagionnistes et anti-contagionnistes* : M. Seux me fit l'honneur de m'envoyer son œuvre où il a dit : que je demandais comme lui des quarantaines, et que la concession d'un anti-contagionniste aussi prononcé que moi lui suffisait.

Je le remercie de son envoi, mais non d'avoir ainsi tronqué mon idée. Il fallait dire pourquoi et comment je demandais des quarantaines. Je ne les ai pas demandées contre le choléra seul, qui en a moins besoin que tant d'autres maladies dont on s'occupe moins et qui pourtant sont plus dangereuses que le choléra quant à la contagion, à l'infection et à la transmission ;

J'ai dit : qu'il fallait des quarantaines contre tout foyer d'infection tels que *navires*, *accumulation considérable d'hommes* plus ou moins malades, pour empêcher l'augmentation de la viciation de l'air des grandes villes, ou de toute autre foyer permanent d'infection et de maladie, afin de ne pas augmenter les chances d'une épidémie s'il y avait lieu. Mais j'ai ajouté : que ces quarantaines devaient être pour les malades et non pour les bien portants, et que le choléra, *vu le peu d'activité de ses émanations propres, était la maladie pour laquelle on pourrait plutôt se passer de quarantaines que pour bien d'autres ;* et que pour Marseille, Toulon et autres lieux semblables, la meilleure quarantaine était la pratique d'une hygiène absolue en tout et pour tout, et qu'alors un navire même fortement cholérisé pourrait être admis, en disséminant ses malades, sans avoir à craindre une épidémie. Voilà ce qu'il aurait fallu ajouter.

Depuis la terminaison du présent commentaire, l'étude incessante du choléra à partir de l'épidémie de Toulon de 1835, m'a permis de prendre des notes, qui, étant propres à étayer de plus en plus la doctrine anti-contagionniste, ne paraîtront pas inutiles, j'ose l'espérer, à la suite des différents travaux sur la matière, que j'ai eu l'honneur de soumettre à l'appréciation de mes honorables et savants juges. Je leur demande donc la permission de les joindre à la présente communication.

NOTES ET RÉFLEXIONS

CONTRE LA CONTAGION ABSOLUE DU CHOLÉRA.

France Médicale, n° 72. — 1867.

CONGRÈS INTERNATIONAL.

« Le choléra est-il contagieux ? »

M. Shrimpton a mieux dit que personne, pourquoi le choléra n'était pas et ne devait pas être comparé aux maladies vraiment contagieuses ou infectieuses :

« Les symptômes caractéristiques du choléra, a-t-il dit, sont le froid pathologique, et l'altération de la respiration et de l'hématose. »

M. Shrimpton s'est demandé si dans les conditions qui impliquent l'asphyxie des cellules élémentaires, et la cessation de tout travail organique, l'influence cholérique ne doit pas s'éteindre dans l'organisme malade ?

Je pense que M. Shrimpton a raison ; et cet aperçu physiologique explique pourquoi les émanations d'un cholérique sont si peu puissantes pour reproduire le mal dont il est atteint.

MM. Crocq, Manewitz et tous les autres orateurs qui ont parlé en faveur de la transmission, n'ont rien dit que je n'aie réfuté amplement dans mes différents écrits.

France médicale, n° 46, juin 1867.

« La condition de la présence d'un principe toxique particulier dans l'air, est-elle suffisante, *à elle seule*, pour expliquer le développement des phénomènes cholériques à l'état intensif d'une épidémie régnante? » se demande M. le Docteur Paul Pilet.

Je ne puis répéter que ce que j'ai déjà dit là dessus, et continuer à répondre, NON ! mais la condition essentielle d'une manière d'être anormale, morbigène, cholérisante *dans tout le milieu externe*, l'atmosphère, suffit amplement pour en rendre raison.

Union médicale, n° 121. — 1867.

M. Bonafont écrit de Venise qu'il a trouvé le choléra partout dans la Haute Italie.

Les médecins sont là comme ailleurs divisés sur la contagion. Toute l'Université de Turin est anti-contagionniste, et comment ne le serait-elle pas? lorsqu'on peut y dire, comme le professeur Caselli : que l'année dernière il avait admis au milieu des autres malades quatre-vingt cholériques, dont la moitié y étaient morts, *sans qu'aucun autre malade voisin eût été atteint ?...*

Cette année-ci les cholériques sont admis dans un pavillon séparé qui ne contient que quelques lits, et aussitôt que la réaction s'opère ou qu'elle est opérée ils sont évacués dans les salles ordinaires sans qu'on ait à s'en repentir.

Après des faits pareils, il faut vraiment, comme me le disait naguère Clot-Bey à Marseille : « *Il faut vraiment être fou ou Marseillais pour croire à la contagion.* » Il n'y a pas même ici infection.

Mouvement médical, n° 24. — 1867.

« Le choléra a paru *sporadiquement* à Paris au commencement d'avril. »

Remarquons la coïncidence de son apparition à la même époque à Paris, à Marseille et à Toulon (Voir les deux cas observés à Marseille et le cas de Toulon dont j'ai parlé dans ma réfutation.) Ici, à Grasse, où j'écris, je viens d'observer en juin l'influence de la cause générale existant partout, sur un enfant de vingt jours. J'en ai publié l'observation, dans un article sur le meilleur mode d'allaitement des nouveaux-nés, dans les numéros 75, 76, 77 et 78 de la *France médicale*, 1867.

« Après avoir cessé en mai, il vient de se reproduire en juin à Paris : plusieurs cas ont été observés dans les hôpitaux Cochin, la Maison de Santé, Hôtel-Dieu, Necker, les Enfants malades, etc.

« A Morlaix il a fait quelques victimes mais il a diminué *grâce aux mesures hygiéniques prises.* »

Pourquoi ne prend-on pas ces mesures avant?.....

RAPPORT SUR LES MALADIES RÉGNANTES

A la Société des Hôpitaux, par le docteur E. BESNIER.

Séance du 14 Juin 1867.

« Quelques cas peu nombreux *qui restent isolés*, ont eu lieu dans Paris, *quoique le caractère indien ne puisse leur être dénié.* »

Et la contagion qu'est-elle devenue?.... Elle *dormait*, elle *sommeillait*..... Ces cas étaient frappés de *stérilité !*....

Si cela ne suffit pas, c'est qu'on est bien difficile.

« A Beaujon, M. Moutard Martin a traité une femme du choléra algide et cyanique, laquelle avait déja été traitée du choléra au commencement d'avril. »

Et rien sur les mœurs, les habitudes, la constitution, la demeure, l'alimentation, etc. de cette femme, comme dans presque toutes les autres observations de choléra du reste ! Que veut-on qu'apprennent des cas semblables aussi mal présentés, aussi insuffisamment observés ?..... Cherchons donc les causes des maladies et nous les trouverons, et nos idées s'éclairciront en s'agrandissant. Observons-les sans cette recherche, et nous serons toujours sous l'influence de l'indécision née de l'ignorance des principales données du problème, et notre science sera résumée par la stupide résignation au *quid divinum*, qui est tout juste une récrimination absurde contre Dieu, et un aveu déplorable d'impuissance et d'ignorance de ce qu'il est nécessaire que nous sachions pour oser nous dire *médecins.*

Réforme médicale, n° 30, août 1867.

« Le choléra a éclaté en Suisse, où il n'avait pas encore paru, et sans que l'Italie du nord, non plus que la Savoie, ni les frontières méridionales du Sud-Est de la France aient été envahies. C est à Zurich que des cas foudroyants ont été observés.

Il est en Algérie, à Constantine, Biskra, Bône, Philippe-Ville. Il règne en Pologne, à Varsovie surtout !

Abeille Médicale, n° 33, 19 août 1867.

Considérations sur le Choléra par M. Heulhard d'Arcy.

. . . . . « En 1854 un pont reliait les deux villages;

« Le choléra éclata à Surgy le 18 avril. *Il y sembla tomber du ciel.* Aucune localité riveraine de l'Yonne n'avait encore été atteinte ! Il n'avait fait station nulle part ! Il sévit à Surgy du 18 avril au 22 mai *sans s'étendre au voisinage !* »

Que peut dire M. Seux? Certifiera-t-il encore qu'on peut toujours trouver les preuves de la transmission ? Que le choléra n'a jamais sévi dans une localité sans y avoir été importé ?

Pourquoi et comment l'autre village de l'autre bout du pont, n'a-t-il pas été envahi par les *germes* cholériques si actifs et si puissants à Surgy ?... Pourquoi *s'endormaient-ils* en passant le pont? Comment y devenaient-ils *stériles* après avoir été si féconds à quelques centaines de mètres ?... Nous avons dit ailleurs pourquoi et comment ces bizarreries déconcertantes pouvaient être?... Qu'on y réponde aussi physiologiquement, aussi scientifiquement, aussi hygiéniquement et aussi raisonnablement, et nous ne serons pas les derniers à nous rendre, mais nous n'accepterons jamais le *sommeil* et la *stérilité* des *germes* agissant ou n'agissant pas *ça* et *là* comme des raisons sérieuses et dignes de la médecine, et nous espérons bien être imités.

Mouvement médical nos 20 et 36. — 1867.

« Après avoir sévi dans l'Herzégovine il a éclaté dans le Monténégro. »

ITALIE : *Gazzetta médica, Venise 31 août 1867.*

« Le choléra existe dans les prisons de Venise. »

« Il est en progression dans cette ville, à Vicence le nom-
« bre augmente. Dans les provinces de Padoue il règne
« *çà* et *là*. Il est dans toutes les principales villes d'Italie et
« et de Sicile, à Bergame, Brescia, Castiglione, Parme, le
« Milanais. »

Je viens d'apprendre, aujourd'hui 1er novembre 1867, par des voyageurs de commerce partis de Grasse où le choléra n'a jamais pu s'implanter — j'ai dit pourquoi ailleurs, — et qui arrivent d'Italie qu'ils ont parcourue en tout sens depuis un mois, et où ils ont trouvé le choléra partout, principalement dans les grandes villes où ils ont séjourné plus ou moins longtemps, qu'ils n'ont pas été un seul instant dérangés dans leur santé quelle que fut la violence de l'épidémie !...

Avaient-ils donc le pouvoir d'endormir le monstre, ou de le stériliser?... Ils n'avaient qu'une constitution saine parce qu'ils arrivaient d'un lieu sain; laquelle était entretenue saine par une conduite régulière et un régime convenable; et ils ont pu y narguer et le choléra et ses germes bien autrement nombreux que ceux apportés par les lettres de l'Orient à Marseille en 1865, puisque dans ce moment-ci ils couvrent l'Italie entière : c'est que venant d'un pays sain où les causes locales auxiliaires du fléau n'existent point, ils n'avaient pas été prédisposés par ces causes absentes, à ressentir suffisamment l'influence de la cause générale, pas plus que celle des causes secondaires locales, et des émanations cholériques de lieux italiens, qu'ils ne subissaient qu'accidentellement et que passagèrement : c'est qu'ils étaient dans les mêmes conditions de résistance à ces trois causes, où je me trouvais en 1835, lorsque après deux ans et demi d'absence du foyer d'infection prédisposant appelé Toulon, et après avoir respiré pendant tout ce temps l'air pur et vivifiant de l'Archipel grec, je pus sans danger ni le moindre dérangement de ma santé, vivre au milieu des cholériques qui encombraient Toulon pendant plusieurs mois, lors de la terrible épidémie qui dévasta cette ville à cette funeste époque.

Ce mode d'explication ne vaut-il pas l'impuissance malfaisante des germes cholériques par leur sommeil, ou leur stérilité pour les uns, et leur fécondité pour les autres? Il me semble bien impossible de dire non !

France Médicale n° 49, 1867 page 390.

« Le choléra semble décidément prendre droit de domi-
« cile en Europe. Cet hiver il a sévi en Bretagne où on le
« signale encore : il a reparu en Calabre, dans les îles
« Ioniennes. Le médical *Times* le signale en Angleterre ;
« dans l'Inde les pélerins de Bénarès en ont été atteints :
« des cas *isolés* font craindre sa réapparition en Allemagne ;
« à Paris dans ces derniers temps on a observé des acci-
« dents cholériformes moins mortels qu'avant ! en Amé-
« rique un cas *asiatique* a été constaté à Ste-Catherine
« (Canada).

Comment croire, quand on a connaissance de cette simultanéité d'accidents cholériques en tant de lieux divers, à la transmission ?...

Mouvement médical n° 36, 1867.

« Il règne aussi en Algérie, dans les gorges de l'Oued-
« Djer, sur la ligne du chemin de fer :

« Il existe aussi en Hollande, à Paris, des cholérines
« graves dans les hopitaux et des diarrhées.»

Les chaleurs excessives des derniers jours, dit M. le rapporteur des maladies régnantes à la société médico-chirurgicale, suffisent pour les expliquer ! comme si le choléra n'existait que par la chaleur !

Abeille Médicale n° 36, 1867.

RAPPORT SUR LES MALADIES RÉGNANTES

Par M. le docteur L... hôpital du Gros Caillou.

« Nous avons publié une étude qui nous a fait admettre que la phéuomalisation du choléra, se lie à un affaiblissement relatif des nerfs du mouvement, du sentiment et du grand sympathique. Cela explique les cas de choléras sporadiques qui se présentent pendant les grandes chaleurs, et qui ont régné à Paris pendant les mois de juillet et d'août 1667, comme cela arrive tous les étés en dehors des circonstances épidémiques ! »

Ne dirait-on pas que ces honorables rapporteurs ignorent que le choléra a été observé, depuis son apparition en Europe et dans le monde entier, par 30 à 40° au-dessus de zéro, comme aussi par 30° au dessous ?

Mais toutes les années, avant ces *circonstances épidémiques indéfinies par vous*, il faisait chaud à Paris autant et souvent même plus qu'en 1867, et cependant cette grande chaleur n'avait jamais été suivie d'aucune épidémie cholérique !.... Pourquoi ?....

Nous ne pouvons guère mieux finir ces réflexions anti-contagionnistes qu'en faisant observer que l'exposition a été la pierre de touche la plus sûre de l'inanité de l'une des deux opinions doctrinales entre lesquelles *fluctuent* le monde non médical, ce qui lui est permis, et le corps médical, ce qui l'est beaucoup moins pour lui, et ce qui est à jamais regrettable pour ne pas dire déplorable après tant de preuves irréfutables de la vérité de la doctrine de la non-contagion ou non transmission absolues. L'exposition, en effet, a amené et a concentré à Paris depuis plus de six mois, des millions et des millions d'étrangers de tous les pays, la plupart cholérisés, parmi lesquels les Italiens n'étaient pas en moindre nombre, sans que l'encombrement ni les communications aient pu y faire éclater ou y transmettre le choléra épidémiquement ? et cependant des prix et des honneurs ont été accordés aux promoteurs et aux soutiens de la doctrine contraire, ou, soit de la contagion *quand même* et de la transmission, même par des doses homœopathiques du germe qu'ils n'ont jamais pu trouver ni présenter ! tant il est vrai que l'humanité ne peut arriver à la vérité qu'après avoir parcouru la longue série d'erreurs contraires qui l'en sépare, et qu'on doit ajouter à toutes les béatitudes évangéliques celle-ci : heureux ceux qui sont organisés de manière à ne parler que d'accord avec l'opinion bonne ou mauvaise qui règne.

Si maintenant nos opposants, pour prendre leur revanche, nous demandaient : comment il se fait que l'encombrement, que nous admettons comme une des causes secondaires auxiliaires la plus puissante, de la cause primordiale générale ou de la constitution médicale cholérique, que nous soutenons, d'après les faits bien et scientifiquement observés et appréciés, exister partout, à Paris par conséquent? nous pourrions leur en donner deux raisons aussi valables que toutes celles qu'ils nous opposent, attendu qu'ils essaieraient vainement de les infirmer tant elles sont étayées par les faits et l'hygiène, cette première pour ne pas dire seule médecine acceptable et avouable dans ces temps à nuls autres pareils, d'anarchie et d'indécision doctrinales !

La première, c'est que les prédispositions parisiennes à

la maladie cholérique au degré voulu pour ne pouvoir pas résister à *l'influence générale*, ont été pour ainsi dire écumées et ont disparu par les diverses atteintes épidémiques dont la grande cité a été désolée ; et que ces prédispositions au point voulu pour produire une manifestation cholérique ne se réforment que lentement, et n'arrivent en masse qu'après un temps plus ou moins long :

Et la seconde, c'est que l'encombrement n'est dangereux que par la viciation qu'il produit dans un air plus ou moins confiné et non renouvelable, et que M. Haussmann, qu'on bénira au jour de la justice qui n'est pas celui de la *contemporanéité*, à mis Paris dans un air non confiné et facilement renouvelable.

« A toute disposition anatomique ou statique spéciale est « inhérente quelque particularité physiologique ou dyna- « mique correspondante..... en même temps que les con- « ditions physiologiques changent, celles d'organisation se « modifient; et lorsque les conditions d'organisation chan- « gent, les physiologiques se modifient de même, c'est-à- « dire qu'il y a toujours corrélation intime entre l'appareil « et la fonction.» (Robin : sur la constitution, la génération et les altérations des éléments anatomiques. *France médicale n°83*, 1867.

« Les substances organiques ont la propriété de trans- « mettre d'une manière lente mais continue leur état mo- « léculaire propre , aux substances avec lesquelles elles « sont en contact,» (Robin, *leçons sur la substance organisée*, page 42.)

« Il a existé et il existe des constitutions médicales mor- « bigènes plus ou moins actives, dans le milieu externe où « l'homme doit se mouvoir pour vivre.»

(Hippocrate d'abord, puis tous les donneurs de bons enseignements médicaux qui lui ont succédé).

La maladie ne saurait plus être considérée aujourd'hui,

que comme une modification matérielle, morbide, intime, locale ou générale de l'organisme.

Toutes les maladies donnent naissance à des produits solides liquides ou gazeux, pouvant plus ou moins facilement transmettre d'une manière lente mais continue leur état moléculaire propre.

Les produits de certaines maladies ont cette propriété tellement peu puissante, qu'elle passe inapperçue si elle n'est pas aidée par des causes secondaires agissant morbidement comme eux. De ce nombre est le choléra, les faits qui le prouvent ne peuvent pas se compter.

Quant à la thérapeutique, elle se résume dans l'organicisme vrai en cette proposition, que j'ai soumise à la discussion de tous, dans ma profession de foi publiée par l'*Union médicale* de la Seine-Inférieure, à Rouen, n°s 12, 15 octobre 1864.

« Une maladie étant donnée, trouver et spécifier la mo-
« dification matérielle, anormale, organique des solides
« et des liquides, qui la caractérise et la constitue ; et
« surtout la modification médicamenteuse à produire
« dans la matière organique malade, pour faire cesser la
« maladie en ramenant l'état normal ; ce qui implique la
« connaissance intime moléculaire de la modification pro-
« pre à chaque agent de la matière médicale.

Voilà, selon moi, les clefs des problêmes cholériques et de tout ensemble morbide, ainsi que les bases sur lesquelles doit porter, à l'avenir, tout édifice pathologique pour arriver à faire une vraie science de la médecine, c'est-à-dire une science apprenant à traiter nos maux aussi sûrement et aussi certainement que les limites de la puissance intelligente de l'homme peuvent le permettre : à ne pas faire plus de mal que de bien, sans s'en douter, ainsi que Sthall l'a constaté; et à sortir enfin de cette impasse empirique humiliant dans lequel une phraséologie creuse, née d'une connaissance superficielle et non concrête de l'organisation, nous a conduit et nous entretient depuis 3000 ans.

Sans l'adoption par tous de ces principes généraux synthétiques, la doctrine médicale se divisera toujours en *holopathisme*, en *topoiatrie*. en *fonctionnalisme*, en *dynamisme* qui n'est que du vitalisme déguisé, c'est-à-dire en enseignements vrais mais insuffisants, et en organicisme incomplet comme celui qui a cours, et qui, à cause de cela, est encore impropre à former une doctrine générale embrassant tous les faits, les coordonnant, et expliquant tous leurs phénomènes.

Dans une époque de transition pour toutes choses comme la nôtre, alors que tout indique que notre profession a besoin de faire un grand pas en avant pour se trouver au niveau de ses droits, j'ai pensé qu'il était permis à chacun de faire connaître ce qu'il croit propre à faire atteindre ce niveau. Suis-je dans le vrai ? Je le pense ! Si, non, qu'on me le prouve et j'accepterai les preuves avec plaisir et reconnaissance, mon seul désir étant de connaître la vérité.

MARTINENQ, D.-M.

Grasse, Typ. et Lith. H. Imbert, Place aux Aires.

OUVRAGES DU MÊME AUTEUR.

Fistule aérienne du Larynx, considérations anatomo-physiologiques sur la voix et la parole, *Journal de Physiologie* de Magendie, 1829, et juillet et d'août 1829 des *Annales physiologiques* de BROUSSAIS,

Propositions de physique applicables à la médecine : et mécanisme matériel de l'intelligence. — Thèse. Montpellier 1832. N° 59.

Choléra de Toulon de 1835, appréciations des causes qui le rendirent si terrible, et moyen d'en atténuer les funestes effets. Publié dans les bulletins de l'Académie en 1846: et en 1848, chez J. B. Baillière, à Paris.

Mémoire sur l'hygiène navale, publié par ordre du prince de Joinville, dans les *Annales Maritimes*, 1839, 2me partie, tome 2, page 948.

Synthèse goutteuse (et traitement rationnel de la goutte). Par un goutteux héréditaire, présenté à l'Académie de Médecine en 1845.

Cephalœmatome très-volumineux. guéri sans opération par un moyen nouveau. *Union médicale*, 1849, page 442.

Feuilletons sur et contre l'homœopathie, Journal le *Toulonnais*, du 12 décembre 1849 au 19 janvier 1850.

Choléra de la Seyne (Var) 1849, pour faire suite au *Choléra de Toulon de 1835*, présénté à l'Académie de médecine, le 13 août 1860.

Injections d'iode dans les articulations : (HYDARTHROSE du genou guérie par les). *Union médicale*, page 380. — 1851.

Non contagion du Choléra, de ses causes et de son traitement général. *Union médicale*, 22 et 29 juillet, 8 et 15 août 1854.

Projet de Synthèse cholérique basé sur les observations faites en 1835, 1849, 1854, présenté à l'Institut en 1856.

Vitalisme et organicisme, *France médicale*, n° 33 à 37. — 1856.

De la Fièvre puerpérale devant l'Académie Impériale de Médecine, et des principes de l'hygiène et de l'organicisme appliqués à la solution de cette question. — 1860. Paris. J-B. Baillière et Fils.

Lettre au docteur Simplice, sur la Congestion apoplectiforme. 1861.

Lettre au docteur Louis Bouyer, à St-Pierre-de-Fursac, à propos de son observation sur la diathèse purulente. *Union médicale*, n° 56. — 1862. Grasse (Alpes-Maritimes), Typ. H. Imbert.

Mariages consanguins. *Union Ill*, page 513. — 1863.

Rapports à la Société Centrale d'Agriculture d'Acclimatation des Alpes-Maritimes, déclarés d'utilité publique, et publiés aux frais de la Société, 1863-1864 Nice typ. Ch. Cauvin.

Lettre au docteur Chavanne, de Lyon, à propos de la demande de retraite du professeur T*** — Grasse (Alpes-Mar*), Typ. H. Imbert. 1864.

Pronation douloureuse de l'avant-bras chez les jeunes enfants, moyen simple d'y rémédier. *Union*, n° 55. — 1854.

Tentative de suicide par le chloroforme à l'intérieur. *Union* n° 87 et *Journal de médecine* de Rouen, n° 12. — 1864.

Profession de foi médicale, et nouvelle théorie organicienne. *Union médicale de la Seine Inférieure*, n° 12. 15 octobre 1865.

Protestation contre la reconstrcution de l'Hôtel-Dieu dans Paris. *Union médicale de la Seine Inférieure*, n° 15. — Juillet 1865. *Abeille médicale*, n° 37 — 1865.

Addition au Choléra de Toulon de 1835, à propos de l'épidémie de 1865. — Grasse Typ. H. Imbert (novembre 1865.)

De l'Air Marin, de son influence sur l'organisme en général et en particulier sur celui des Phthisiques pulmonaires. - Paris. J B. Baillière 1865.

Supplément au Choléra de Toulon de 1835, à propos de l'épidémie de 1855. Grasse (Alpes-Maritimes) décembre 1865, Typ. H. Imbert.

De la Vaccine et de la meilleure manière de vacciner présenté aux Académies de France et de Belgique. — 1865. *Abeille Médicale*, n° 3. (1866) et *Bulletin de l'Académie royale de médecine* de Belgique, 2e année, tom. IX, n° 1.

Réponse au Dr Calvy sur son Esssai de réfutation des idées anti-contagionnistes. *Union*, n° 87. — 1866.

Lettre au *Mouvement médical* sur les devoirs de la presse médicale pour favoriser le progrès. *Mouvement médical*, n° 31. 1866.

Du Collodium riciné : faits prouvant son pouvoir anti-phlogistique. *Union*, n° 119. — 1866.

Réponse à M. le Doct. Martineau, sur la contagion et l'infection cholérique. *France médicale*, novembre 1866.

Réponse à M. H. Boyer, sur la contagion du choléra, communication faite aux Académies de Paris et de Bruxelles, le 16 décembre 1866.

Lettre à M. Marchal de Calvy sur la réforme médicale à opérer. *Réforme médicale*, n° 3. — 1867.

De la vaccine, et de la meilleure manière de vacciner. *France médicale* nos 18, 22 et 29 mai 1867.

Trait-d'Union scientifique entre les Contagionnistes et les anti-contagionnistes à propos du choléra. *Réforme médicale*, 30 juin 1867.

Vaccine. Réponse à M. B. de C. *France médicale*, 31 juillet 1867.

Réfutation des dernières propositions contagionnistes du Doct. Seux, à la Société médico-chirurgicale (Paris) le 5 novembre 1067.

De l'Allaitement. Son influence sur la mortalité des nourrissons : le mouvement de la population, et la dégénérescence de l'espèce humaine. *France médicale*, n° 75, 76, 77, 78. — 1867.

Vaccine. Manière de vacciner pour empêcher les insuccès et les résultats funestes qui sont les suites du mode ordinaire. — Grasse, typ. H. Imbert, 1867.

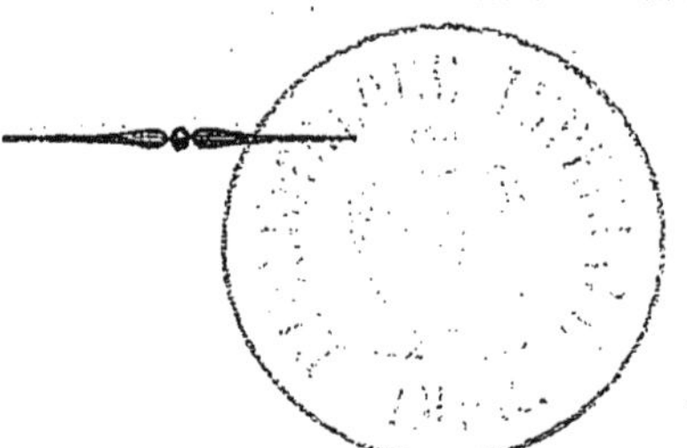

www.ingramcontent.com/pod-product-compliance
Ingram Content Group UK Ltd.
Pitfield, Milton Keynes, MK11 3LW, UK
UKHW012121240726
13965UKWH00005B/1896